INSTRUCTIONS

POUR LES

SAGES-FEMMES

DE MEURTHE-ET-MOSELLE

Rédigées par une Commission
nommée par la Société de Médecine de Nancy
(13 mai 1896)

Nouvelle édition revue, corrigée et augmentée, par MM. les docteurs S. REMY, professeur adjoint à l'École départementale d'accouchements et L. GANZINOTTY, médecin départemental des épidémies.

NANCY
IMPRIMERIE BERGER-LEVRAULT
18, rue des Glacis

1911

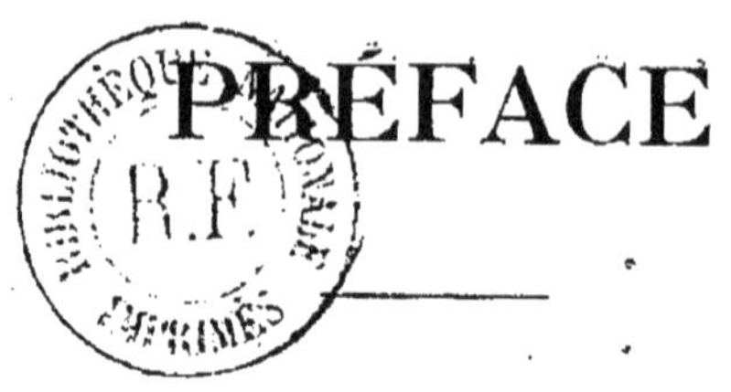

PRÉFACE

Je ne saurais trop recommander aux sages-femmes de Meurthe-et-Moselle de lire avec la plus grande attention les Instructions que l'administration préfectorale leur distribue.

Mon collègue, le docteur S. Remy, professeur adjoint à l'École départementale d'accouchements, et M. le docteur Ganzinotty, médecin départemental des épidémies, se sont efforcés de résumer le plus nettement possible, dans cette petite brochure, les conseils indispensables aux accoucheuses.

Jadis, *notre ignorance de la véritable nature des manifestations infectieuses qui produisaient de si terribles ravages chez les femmes en couches, excusait ce qui désormais n'est plus excusable.*

Certes, les sages-femmes étaient instruites et dévouées, mais les statistiques sont là pour montrer que ces qualités sont insuffisantes pour empêcher ce que l'on appelait « la fièvre puerpérale » de faire de trop nombreuses victimes !

Aujourd'hui, *grâce aux travaux de* Tarnier, *un Français, qui a montré la contagiosité des manifestations infectieuses de la puerpéralité, grâce surtout aux immortelles recherches de* Pasteur, *un autre Français, qui a découvert la véritable cause de ces accidents infectieux et de leur contagion, on peut affirmer que la* plupart *de ces infections sont évitables, et j'ajouterai,* facilement évitables, *si on a le soin de se conformer aux préceptes contenus dans les* Instructions *qui suivent. Elles font bien comprendre qu'il ne suffit pas qu'une sage-femme soit instruite et dévouée, pour être à la hauteur de sa tâche tout à la fois si noble, si utile, si humanitaire,* il faut encore que la sage-femme ne soit pas nuisible, *et, pour cela, il est indispensable qu'elle soit* aseptique, *c'est-à-dire d'une* méticuleuse propreté.

Je m'arrête sur ce dernier mot qui synthétise ces Instructions.

A. HERRGOTT,

directeur de la Maternité de Nancy.

Nancy, le 20 mars 1911.

AVANT-PROPOS

Tous les accidents fébriles que l'on voit apparaître chez la femme en couches, depuis les plus graves, comme ce qu'on désigne sous le nom de **fièvre puerpérale,** jusqu'à ceux qui semblent légers, comme ce qu'on appelle la simple **fièvre de lait,** sont dus à la présence de microbes qui pullulent dans les organes génitaux et pénètrent de là dans le sang. Les microbes sont des êtres infiniment petits, mais cependant redoutables; ils ne sont visibles qu'au microscope. De même que les microbes sont la cause de tant d'autres maladies, de même ils sont d'une façon certaine la cause des **infections puerpérales;** ces microbes pénètrent dans le sang de la femme en couches, d'une part, par la voie de toutes les petites ou grandes plaies des organes génitaux créées par l'accouchement, d'autre part, par la plaie utérine placentaire.

Le premier devoir de la sage-femme, comme de l'accoucheur, est d'éloigner ces microbes malfaisants de ces plaies qui existent toujours et qui servent de portes d'entrée.

Comment obtenir ce résultat?

1° **Par l'asepsie,** c'est-à-dire par la **propreté rigoureuse, méticuleuse,** qui écarte des plaies tout ce qui peut les contaminer; propreté extrême de la personne qui donne des soins; propreté de tout instrument et de tout objet qui touche l'accouchée; propreté de la femme enceinte, en travail, en couches.

Des poussières, des matières organiques, des substances sanieuses ou purulentes apportées par les mains et les vêtements de l'accoucheuse; la malpropreté des objets de literie, des instruments et des objets de toilette; les sécrétions, les glaires, les caillots, les débris de membranes et de placenta, tout cela renferme des microbes dangereux capables d'infecter la femme enceinte, la femme en travail, la femme en couches.

2° **Par l'antisepsie,** qui a pour but de détruire les microbes qui auraient pu pénétrer dans les voies génitales, avant tout soin, ou malgré les soins.

L'antisepsie est réalisée par certaines substances chimiques que l'on ajoute à l'eau de lavage ou qui sont employées sous forme de poudres.

Puisque, par de tels moyens, on peut mettre la femme en couches à l'abri d'accidents souvent très graves, parfois mortels, c'est un devoir de conscience, un devoir vis-à-vis de la société, un devoir vis-à-vis de la loi, de donner à la femme dont la vie nous est confiée, des soins irréprochables, afin d'éloigner d'elle les germes de la contagion.

C'est dans cette pensée que nous avons rédigé, **pour les sages-femmes,** les instructions suivantes appelées à remettre en mémoire les règles de l'antisepsie, pour celles qui les ont déjà entendues aux cours, destinées à les faire connaître à celles qui ont fait leurs études avant l'ère de l'antisepsie. Dans tous les cas, c'est pour toutes un devoir absolu de s'y conformer.

INSTRUCTIONS

Donner des soins de propreté, employer des substances chimiques spéciales, dans toutes les opérations, depuis les plus simples jusqu'aux plus graves, se rapportant aux femmes pendant la grossesse, l'accouchement et la puerpéralité, **c'est faire de l'asepsie et de l'antisepsie obstétricales.**

Pour ne pas nous exposer à une répétition de mots, nous nous servirons exclusivement, dans ce qui va suivre, du terme d'**antisepsie** qui est le plus ordinairement employé seul, pour exprimer les deux choses, l'asepsie et l'antisepsie.

Nous suivrons la division généralement adoptée :

A) **Antisepsie appliquée à l'accoucheuse ;**
B) **Antisepsie appliquée à la femme ;**
C) **Antisepsie appliquée aux instruments.**

A) Antisepsie appliquée à l'accoucheuse

Il est un fait bien démontré, à savoir que beaucoup de maladies et, parmi elles, **les infections puerpérales, sont contagieuses.** Les germes qui provoquent les infections puerpérales peuvent être transportés d'une malade à une autre femme par l'intermédiaire des vêtements, des mains, des instruments, des objets de literie ou de pansement. Une sage-femme bien pénétrée de cette vérité fera tout son possible pour ne pas devenir l'agent de transmission de ces principes contagieux et, pour cela, elle suivra les règles suivantes :

1° Elle devra prendre des bains savonneux fréquents;

2° Changer fréquemment de linge, toujours lorsqu'il est taché;

3° Veiller à ce que ses vêtements soient propres, à en changer même, si elle a vu dans sa clientèle une accouchée suspecte;

4° Elle devra, lorsqu'elle assistera une femme en travail, mettre sur ses vêtements une **blouse en toile blanche** très propre, qui ne servira que pour cette femme pendant toute la durée de ses couches et sera d'ailleurs lessivée chaque fois qu'elle sera maculée.

A défaut d'une blouse, la sage-femme enveloppera sa jupe dans deux tabliers placés l'un devant, l'autre derrière, et se couvrira la taille et les épaules d'une camisole blanche;

5° La sage-femme, si elle est atteinte de furoncle, de panaris ou d'une plaie suppurante quelconque, d'angine, d'érysipèle, doit s'abstenir de donner des soins à une parturiente ou à une accouchée;

6° La sage-femme doit avoir un soin particulier de sa bouche; toute dent gâtée devra être obturée ou arrachée, car toute carie dentaire, toute suppuration alvéolo-dentaire déterminant le déchaussement des dents, constitue un véritable foyer d'infection buccale susceptible de contaminer les femmes en couches par les petits jets de salive chargée de germes infectieux, au moment d'une expiration brusque, éternuement ou quinte de toux, ou simplement pendant la conversation.

7° Les avant-bras, chaque fois que cela est nécessaire, et les mains, fréquemment, doivent être lavés avec un soin tout particulier. Il nous faut insister tout spécialement sur ce point, car il est d'une importance extrême. Vous ferez ce que vous voudrez, en fait de propreté, si vous négligez celle-là vous négligez l'essentiel. Toute accoucheuse qui a des mains propres fera tout le reste avec propreté. On peut juger une sage-femme d'après la propreté de ses mains.

Que faut-il entendre par « mains propres ? »

Des mains simplement lavées, à la façon ordinaire, ne sont pas suffisamment propres. Regardez-les en détail : vous verrez, sur les doigts, des lignes noirâtres formées par des poussières, des débris épithéliaux mêlés à des graisses; examinez les ongles, entre eux et le bout des doigts, vous apercevez une matière noire qui s'y amasse continuellement et dans laquelle se rencontrent des colonies de microbes.

Pour ces raisons, la main et les doigts **simplement** lavés ne sont point suffisamment propres et ce serait une faute grave de s'en servir tels quels, pour pratiquer un **examen interne.** Le lavage, ou mieux la toilette des mains et des avant-bras devra avoir pour but de faire disparaître toute poussière, tout débris épithélial détaché de la peau et détruire les microbes qui existent toujours dans les replis de la peau, dans les sillons sous-unguéaux.

Comment faire la toilette des mains? — Cette toilette demande au moins cinq minutes pour être parfaite. **Les ongles étant habituellement coupés ras** et parfaitement nettoyés à l'aide d'une brosse dure, on procédera au lavage des mains et des avant-bras. Dans les hôpitaux, on laisse tomber sur ses mains un filet d'une solution de sublimé. Dans la pratique, on se lavera d'abord les mains à grande eau, bouillie, si possible, avec du savon, en brossant énergiquement les mains pendant plusieurs minutes; puis on fera la même opération avec de l'eau additionnée d'un antiseptique (25 centigrammes de sublimé par litre, lysol ou aniodol); on passera ensuite les mains à l'alcool, pour enlever les graisses et finalement on les plongera dans une solution de permanganate de potasse (1 gramme dans 2 litres d'eau bouillie).

Il ne faut pas essuyer les mains ainsi antiseptisées.

Chaque fois que la sage-femme aura touché un objet quelconque, chaise, bassin, etc., elle trempera de nouveau ses mains dans la dernière solution antiseptique, les mains ayant perdu, du fait de ces contacts, le bénéfice de leur toilette.

B) Antisepsie appliquée à la femme

La femme qui va accoucher ne prend pas toujours de sa propre initiative les soins d'hygiène qui lui seraient nécessaires. Sur son corps s'amassent parfois des poussières, des débris de diverse nature, des produits de sécrétion, à la faveur desquels les microbes peuvent pulluler et menacer les voies de la parturition. Pendant l'accouchement, pendant la puerpéralité, les parties génitales se trouvent baignées de liquides qui peuvent se corrompre, si on ne prend pas des mesures de désinfection.

La sage-femme aura par conséquent à donner des conseils pendant la grossesse et des soins pendant le travail et la puerpéralité. Nous allons passer en revue les uns et les autres.

I — Pendant la grossesse

La femme enceinte doit prendre de grands bains savonneux, mais particulièrement dans les derniers mois de la gestation, non pas tant pour assouplir les parties, comme on le croit à tort, que pour nettoyer le corps. A défaut de bains, qui ne se trouvent pas partout, on recommandera des lavages.

Il serait à désirer que l'on fît des lavages de la région génitale, surtout dans le dernier mois, en se servant d'une solution de sublimé, de savon et de coton hydrophile et **jamais d'éponge.** Aux femmes soigneuses on pourrait enseigner le moyen de faire cette toilette antiseptique, aux autres il serait préférable de recommander les bains. Dans tous les cas, la sage-femme, avant de procéder à tout examen, commencera par faire la toilette des organes génitaux externes et internes.

Faut-il faire des injections pendant la grossesse? Non, en règle générale.

Cependant elles sont nécessaires, dans le cas de **vaginite blennorrhagique** ou de **vaginite granuleuse.**

Dans ces cas, on se servira de la solution de permanganate (1 gramme pour 2 litres d'eau bouillie).

Ces injections préserveront la femme des accidents puerpéraux infectieux et l'enfant de l'**ophtalmie des nouveau-nés** qui est toujours la conséquence de l'infection de ses yeux par le pus de la **vaginite blennorrhagique** ou **septique** de la mère.

La sage-femme n'oubliera pas qu'il y a nécessité de vérifier l'état des urines des femmes enceintes, une fois ou deux par mois, dans les derniers mois, et mieux encore, une fois par semaine, surtout dans le dernier mois de la grossesse, afin de s'assurer de la présence de l'**albumine** dans ces urines. On sait que la présence de l'albumine dans les urines indique que la femme est sous la menace de l'**éclampsie** et que le moyen d'écarter cette terrible complication est de soumettre la femme au **régime absolu du lait** (3 litres par jour); dans ces conditions, **la sage-femme devra avertir le médecin.**

II — Pendant le travail

Voici les règles à suivre et dont il ne faudra pas se départir :

1° Toute sage-femme appelée pour un accouchement devra commencer par les soins de toilette qui la concernent; se vêtir comme nous l'avons dit et faire le lavage des avant-bras et des mains;

2° Elle devra faire une toilette minutieuse et antiseptique de la région vulvaire et des régions voisines de la parturiente. Pour cela, elle se servira de la solution de sublimé (25 centigrammes dans un litre d'eau) ou d'un autre antiseptique, savonnera toute la région vulvaire, la lavera avec des tampons de coton trempés dans la solution de sublimé, nettoiera les poils, les sillons cruraux et interfessiers, puis avec de nouveaux tampons lavera la vulve et fera couler de la solution sans essuyer; cela fait consciencieusement et les mains étant passées de nouveau dans le sublimé;

3° Elle administrera une injection vaginale avec deux litres de solution d'un antiseptique (permanganate, lysol, aniodol ou autre, **à l'exception du sublimé**);

4° Enfin elle fera son diagnostic par la palpation, l'auscultation et, après nouveau lavage des mains, par le toucher, le doigt étant enduit de vaseline ou de diadermine (il ne faut se servir que de vaseline ou de diadermine stérilisée en tubes, un tube par accouchement);

5° Aussi souvent qu'il sera nécessaire, la vulve sera nettoyée de ses glaires, du sang et des liquides qui la baignent, à l'aide d'un tampon trempé dans la solution antiseptique;

6° Le toucher ne sera pratiqué que lorsqu'il est strictement nécessaire pour se renseigner sur la marche du travail, l'engagement du fœtus, etc.; chaque toucher sera suivi d'une injection;

7° Dans l'intervalle de ces opérations, on placera sur la

vulve un tampon de coton trempé dans la solution de sublimé;

8° Le linge de corps de la parturiente et la literie seront tenus dans un état de propreté parfaite. On n'acceptera pas les objets variés (jupons, sacs, etc.) que l'on offre fréquemment comme garniture du lit de la femme. Il ne faut employer que du linge blanc lessivé sous lequel on place une toile de caoutchouc ou du papier (journaux, papier goudronné), comme moyen de protection pour les couchages;

9° Toute intervention sérieuse comme la version, la reposition du cordon, l'introduction de la main, exige encore l'antisepsie la plus scrupuleuse, afin d'empêcher la pénétration des microbes dans la cavité utérine. Outre les lavages habituels, la sage-femme fera une grande injection avant et après son intervention.

III — Période de la délivrance

Aussitôt après la section et la ligature du cordon, l'enfant sera enveloppé dans du linge chaud et confié à une assistante ou déposé dans son berceau, puis la sage-femme donnera les premiers soins à la mère. Pour cela elle commencera par se laver les mains, afin de les débarrasser de tout ce qui a pu les souiller dans les derniers temps de l'expulsion. Elle fait ensuite une toilette de la région génitale qu'elle fait suivre d'une injection vaginale, place un coton sur la vulve et surveille le décollement du placenta.

Dans le cas où la **délivrance s'effectue naturellement,** la main de la sage-femme sera toujours très propre, puisqu'un ou plusieurs doigts sont parfois glissés à l'intérieur des organes. Après la sortie de l'arrière-faix, on fait une nouvelle toilette et une injection, on place sous l'accouchée une garniture propre, on place sur la vulve un coton trempé dans la solution antiseptique et l'on fait la toilette de l'enfant, en surveillant l'état de l'utérus.

Mais c'est surtout dans les **délivrances artificielles** qu'il faut redoubler de soins, parce qu'avec la main introduite dans la cavité utérine peuvent pénétrer des éléments microbiens avec l'air, les glaires et les débris organiques entraînés de l'extérieur vers l'intérieur. L'accouchée sera placée en travers de son lit, lavée et nettoyée. Une injection vaginale avant et une injection intra-utérine après l'extraction de la délivrance permettront d'enlever les débris et les caillots et **détruire les germes qui auraient pu pénétrer à la faveur de l'introduction de la main.**

On agirait de même, si on était appelé à introduire la main dans l'utérus, pour combattre une **hémorragie interne** et **retirer des caillots,** car on sait que ces deux complications de la délivrance **prédisposent les femmes à la fièvre** et aux inflammations.

IV — Pendant la puerpéralité

Toute sage-femme doit être munie d'un thermomètre.

Elle le placera dans l'aisselle au commencement de sa visite et l'y laissera **dix minutes,** pendant lesquelles elle vaquera aux préparatifs de la toilette. Il n'y aura donc ni perte de temps ni augmentation de la durée de la visite à l'accouchée. Les renseignements que donne le thermomètre sont précieux, car ils permettent de juger immédiatement de l'état de la femme; dans une puerpéralité normale, le thermomètre marque 36° 8 le matin, 37° 2 à 37° 4 le soir. **Une légère augmentation sur ces chiffres indique qu'il est bon de se tenir sur ses gardes.**

Avec 38 degrés, il y a de la fièvre, et **nous insistons sur ce point qui est en contradiction avec les idées répandues, à savoir qu'il n'y a pas de fièvre de lait.** Cette élévation de température indique une complication peut-être légère, peut-être grave qui commence.

La sage-femme agira prudemment en prévenant le médecin.

Si l'accouchée a un **frisson, le médecin devra être immédiatement appelé.**

Que doit-on entendre par infections puerpérales?

Nous croyons utile de donner ici un **tableau résumé** des formes diverses que peuvent présenter les **infections puerpérales.**

Comme cela a été dit plus haut, la **fièvre puerpérale** n'existe pas plus que la **fièvre de lait.** Mais la femme en couches peut être atteinte d'**infection puerpérale,** infection provoquée par la pénétration de microbes plus ou moins virulents dans le sang, par la voie des plaies de l'accouchement.

L'**infection puerpérale** comprend des **formes bénignes ou atténuées,** et des **formes graves.** Cela dépend du terrain (fatigue, émotions, épuisement, accouchement pénible et dystocique) et du microbe (dont la virulence s'accroît par les contagions successives : épidémie de clientèle, de salles encombrées dans les maternités).

1° Les **formes bénignes ou atténuées** comprendront :

a) Les **poussées de fièvre** avec malaise général, vers le troisième jour, 38 à 38° 5, appelées **jadis** à tort **fièvre de lait ;**

b) Les **manifestations fébriles** se produisant dans les huit ou dix premiers jours de couches, la température se maintenant entre 37°8 et 39 degrés, l'utérus étant généralement sensible au niveau de ses angles, les lochies odorantes et parfois de couleur brunâtre. Dans ces cas, il y a habituellement **infection locale de la muqueuse utéro-placentaire ;**

c) Citons encore les **inflammations suppuratives des seins ;**

d) La **phlegmatia alba dolens,** ou **phlébite puerpérale,** qui apparaît vers le treizième jour des couches. Son origine microbienne est démontrée. Le plus souvent elle est précédée de petits accès de fièvre survenus dans la première dizaine des couches et d'autre part, de fétidité lochiale.

2° Les **formes graves,** souvent **mortelles,** commencent presque toujours par **un frisson ;**

a) Elles peuvent consister en une fièvre intense, sans manifestations inflammatoires localisées, c'est la **scepticémie puerpérale ;**

b) Elles peuvent affecter la **forme d'une fièvre typhoïde grave,** avec complications cardiaque, pulmonaire, pleurétique, ou autres. Les frissons sont souvent répétés (lésions de **phlébites internes infectieuses).** Si les frissons violents et fréquents sont suivis d'une rémission passagère de température, c'est la **forme pyohémique ;**

c) L'infection peut déterminer des **inflammations locales** du côté du bassin : 1° le **phlegmon péri-utérin;** 2° la **pelvi-péritonite**, qui peuvent guérir après de longues semaines; la **métro-péritonite,** presque toujours mortelle.

Ces formes diverses de l'infection puerpérale sont dues

à la pénétration des microbes parfois par les plaies du canal vulvo-vaginal (plaies vaginales, déchirure vulvaire, déchirure du périnée), presque toujours par la plaie utéro-placentaire.

Au niveau des premières, les microbes sont apportés par l'air, les objets malpropres, tels que la canule non stérilisée, les mains de la sage-femme ou celles de la personne qui donne des soins à l'accouchée, la décomposition et l'infection des caillots restés dans le vagin.

Au niveau de la plaie utéro-placentaire, l'infection microbienne est due à la putréfaction de caillots ou à celle de débris de membranes ou de placenta restés dans la cavité utérine.

Mais revenons au **traitement de la puerpéralité normale.**

A chaque visite, la sage-femme revêt sa blouse de toile, commence par faire la toilette de ses mains, avec tout le soin que nous avons recommandé d'apporter à cette opération.

Les soins à donner à une accouchée peuvent se diviser en trois groupes : soins locaux, soins généraux, literie.

Les **soins locaux** consisteront, à chaque visite du matin et du soir :

1° En une toilette de la vulve et des régions voisines avec du coton et la solution de sublimé;

2° En une irrigation de la vulve entr'ouverte à l'aide de deux doigts de l'accoucheuse, pouce et index gauches, placés à droite et à gauche des grandes lèvres.

Pour faire cette irrigation, l'accoucheuse se servira du bock muni de son tube, sans canule.

Tenant le tube de sa main droite qui est libre, elle dirigera le jet du liquide antiseptique sur tous les plis et recoins de la vulve entr'ouverte.

Elle ne fera d'injection vaginale que si les lochies sont fétides, si la température dépasse 37°5.

Dans ce cas, elle n'hésitera pas à faire appeler un médecin;

3° En une application permanente d'un coton antiseptique sur la vulve; ce coton sera enlevé de temps en temps, jeté au feu et remplacé;

4° En un badigeonnage des plaies vulvaires, à la teinture d'iode simple fraîchement préparée ou dédoublée avec de l'alcool ;

5° En cas de **rétention d'urine,** on n'introduira la sonde dans la vessie qu'après avoir fait une toilette attentive de la vulve et du méat avec du coton et la solution de sublimé; car la sonde chargée de liquide des lochies déterminerait une **cystite** ou **inflammation de vessie** toujours grave dans ses conséquences.

Des soins généraux nous n'avons rien à dire.

Quant **à la literie,** elle sera tenue très propre, renouvelée chaque fois que cela sera nécessaire; d'ailleurs l'usage du tampon de coton sur la vulve économisera beaucoup de linge. Le linge taché ne sera jamais laissé dans la chambre de l'accouchée, mais porté de suite dans l'eau bouillante et lavé.

C) Antisepsie appliquée aux instruments, objets de pansement, etc.

En s'installant, pour faire un accouchement, la sage-femme doit :

1° Rendre **aseptiques,** par l'ébullition (les mettre dans l'eau froide additionnée d'un peu de **borax** (1) et faire bouillir pendant quinze minutes) les instruments et les objets suivants :

Une paire de ciseaux;
Une pince à forcipressure;
Le perce-membranes (sonde cannelée);
Une sonde uréthrale métallique ou en verre;
La canule en verre;
Le tube en caoutchouc de l'injecteur, **sans robinet intercalé;**
Le fil destiné à la ligature du cordon;

2° **Aseptiser** le bock-réservoir émaillé, en le passant à l'eau bouillante;

3° Elle doit tenir ces objets stérilisés à l'abri des poussières et des mains des personnes présentes, en les recouvrant d'un linge très propre.

Toute canule, après une injection, devra être plongée immédiatement dans un bocal contenant une solution antiseptique.

Comment faut-il préparer l'eau des lavages?

En règle générale, il faut se servir d'une **eau** qui a été

(1) Le borax empêche les instruments de rouiller dans l'eau.

bouillie, pendant quinze minutes, dans un récipient métallique très propre.

On aura soin de faire refroidir à l'avance de l'eau bouillie qui sera destinée à faire les mélanges avec l'eau chaude.

Il ne faut jamais toucher ou laisser toucher cette eau, ainsi préparée, avec les doigts et avec des objets non stérilisés.

Quel antiseptique faut-il employer?

On peut se servir de **sublimé** pour les mains et pour les toilettes externes. **Il ne faut pas l'employer pour les injections vaginales, à cause de la possibilité d'une intoxication.**

Le **permanganate de potasse** (1 gramme pour 2 litres d'eau) est un excellent antiseptique, ni irritant, ni toxique.

On trouve également dans les pharmacies de bons antiseptiques de noms divers, tels que le lysol, l'aniodol, etc.

L'essentiel, pour une sage-femme, est d'opérer avec des mains très propres, des instruments bien purifiés et de se servir d'une eau qui a longuement bouilli, à laquelle on ajoute un antiseptique efficace dépourvu de toxicité.

Comment faut-il donner une injection?

L'instrument de choix, pour donner une injection, est le **bock** muni d'un tube en caoutchouc terminé par une canule en verre : l'eau s'écoule par la simple pesanteur. Il faut rejeter tous ces petits instruments à boules qui ne donnent qu'un faible courant d'eau mélangée d'air. La sage-femme doit posséder un bock, pour s'en servir dans les maisons où on ne peut se le procurer. Il est d'un entretien facile et peut se laver à l'eau bouillante ou être facilement flambé à l'alcool.

La solution étant préparée, l'instrument tenu à faible hauteur, tout au plus 30 à 40 centimètres au-dessus du siège de la femme, parce que l'eau ne doit pas pénétrer avec pression dans les organes, mais doit faire simplement irrigation, c'est-à-dire **lavage interne,** on laisse d'abord sortir la première eau qui expulse l'air retenu dans le tuyau et l'on n'introduit la canule qu'après expulsion de cet air. Nous avons déjà dit que l'injection ne devait être faite qu'après **lavage préalable et savonnage de la vulve.** On retire la canule au moment où l'écoulement du liquide touche à sa fin, toujours dans le but d'empêcher la pénétration de l'air.

Nous pensons être utiles, en disant encore un mot de l'**antisepsie appliquée aux seins de la mère, au pansement de l'ombilic et aux yeux de l'enfant.**

SEINS. — La contamination des seins expose aux abcès de la glande : les gerçures et les érosions sont fréquemment le point de départ des inflammations des seins. C'est pourquoi **les seins ne doivent être touchés que par des mains absolument propres.** Ils seront lavés avec de l'eau boriquée et recouverts de linge propre. En cas de gerçures et d'érosions, on s'abstiendra d'appliquer sur le mamelon tous les remèdes conseillés par le public, mais on placera, dans l'intervalle des tétées, sur le mamelon, un coton hydrophile imbibé d'une solution boriquée, qu'on recouvrira d'un morceau de taffetas gommé. On lavera le sein avec de l'eau bouillie, avant de le présenter à l'enfant. Après la tétée, on lavera de nouveau le sein et on appliquera le même pansement.

OMBILIC. — La plaie ombilicale de l'enfant peut être aussi le siège d'une **inflammation septique** qui peut gagner le péritoine, le foie. Un **pansement antiseptique sec** préviendra ces accidents.

Après ligature du cordon, au moyen d'un fil bouilli, et lavage de la région, avec une solution antiseptique, on enferme le cordon dans une feuille de coton aseptique destiné à produire son dessèchement; le tout est enveloppé d'un tampon de coton; il ne reste plus alors qu'à fixer ce pansement à l'aide d'une bande. Il est utile de remplacer le coton chaque jour.

Pendant ce temps, l'enfant n'est pas baigné. Après la chute du cordon, on met un peu de sous-nitrate de bismuth stérilisé en poudre sur la plaie ombilicale ou bien un coton enduit d'un peu de vaseline boriquée.

YEUX. — Une autre conséquence très sérieuse et très grave résultant du manque de propreté des voies génitales de la mère, au moment de l'accouchement, est l'**ophtalmie ou conjonctivite des nouveau-nés**; parmi les causes qui provoquent la cécité en général, c'est l'ophtalmie des nouveau-nés qui intervient le plus souvent et dans des proportions bien plus considérables que toutes les autres maladies pouvant amener la perte des yeux, chez l'enfant aussi bien que chez l'adulte. **La conjonctivite des nouveau-nés bien soignée, dès le début, peut être enrayée et ses terribles conséquences sur les yeux de l'enfant évitées ; négligée ou mal**

soignée, elle peut, en quelques jours, amener la destruction de l'un ou des deux yeux, et par conséquent, la cécité irrémédiable.

Comment reconnaît-on l'ophtalmie des nouveau-nés à son début ?

Vers le troisième jour après la naissance, on remarque de petites croûtes à la base des cils, tandis que le bord de la paupière est rouge en dedans et un peu gonflé ; ce gonflement augmente rapidement et peut de suite devenir énorme. Alors déjà, il n'y a plus de doute sur la nature de la maladie, surtout si, en écartant les paupières, il s'en écoule un liquide jaune citrin, très clair, caractéristique ; au bout de quelques heures, le liquide devient purulent, et on voit alors s'écouler à flots, d'entre les paupières, un liquide crémeux, épais, jaunâtre, et qui est, on ne l'oubliera pas, **très virulent,** c'est-à-dire très facile à inoculer sur les yeux de toute autre personne, enfant ou adulte. La marche de la maladie est quelquefois tellement rapide, qu'en deux ou trois jours, l'œil peut être ulcéré, suppurer et se vider, mais avec des souffrances atroces, pour le petit malade ; dans les cas les plus favorables, il persiste, après guérison, sur les cornées, d'épaisses taches qui empêchent totalement la vision. Enfin, quelques cas éminemment favorables, qui se sont terminés par la guérison, malgré un traitement nul ou mal employé, ne devront pas faire perdre de vue ceux plus graves et malheureusement plus nombreux que nous venons de mentionner en premier lieu.

Le traitement de cette affection doit être préventif et curatif.

A) **Traitement préventif.** — La première précaution à prendre, pour éviter l'inoculation des yeux de l'enfant au contact des parois vaginales de la mère, est de faire une désinfection minutieuse de celles-ci **avant l'accouchement,** renouvelée au moment de l'engagement de la tête de l'enfant dans la cavité pelvienne, au moyen d'injections vaginales avec la solution de permanganate de potasse (1 gramme, pour 2 litres d'eau bouillie).

Pendant l'injection, avec les doigts bien aseptisés, coiffés d'un tampon de coton hydrophile, la sage-femme fera un nettoyage complet, un véritable écouvillonnage de la cavité vaginale et de ses culs-de-sac, afin qu'aucune mucosité, qu'aucun reliquat de pus infectieux n'y demeure caché.

Aussitôt après la naissance, la première chose à faire, c'est de laver les paupières de l'enfant avec un tampon de coton aseptique trempé dans de l'eau bouillie, afin d'enlever les sécrétions qui auraient pu rester adhérentes aux voiles palpébraux.

Puis, avec les doigts bien propres, on entr'ouvrira les paupières et, avec un compte-gouttes, on laissera tomber sur **chaque œil** bien ouvert **une** ou **deux gouttes** d'une **solution de nitrate d'argent** à $\frac{1}{75}$ (1) dont l'ordonnance sera ainsi formulée : Nitrate d'argent. . . . . . . 0 gr. 20
Eau distillée . . . . 15 gr.

Un petit tampon de coton trempé dans une solution boriquée sera appliqué sur les paupières et alors seulement l'enfant sera baigné; on aura bien soin que le liquide du bain ne vienne pas souiller les yeux de l'enfant.

Un décret ministériel du 27 avril 1909 relatif à la prévention de la cécité infantile, pris, après avis de l'Académie de médecine, autorise les pharmaciens à délivrer, pour l'usage de la médecine, sur prescription émanant d'une sage-femme pourvue d'un diplôme, une **solution de nitrate d'argent au cinquantième** (2); cette solution devra être contenue dans un flacon en verre jaune, bouché à l'émeri et portant, outre l'étiquette rouge réglementaire, une autre étiquette avec l'inscription suivante : « **Solution préventive contre l'ophtalmie des nouveau-nés** : une goutte dans chaque œil, après la naissance. »

B) **Traitement curatif.** — Ce traitement est tout entier de la compétence du médecin.

Si, malgré le traitement préventif, la sage-femme voyait une petite sécrétion conjonctivale apparaître le deuxième jour après la naissance, elle devrait faire appeler **d'urgence** le médecin et ne pas engager sa responsabilité dans le traitement d'une maladie qui, bénigne en apparence, au moment de son apparition, peut amener rapidement, en quelques heures, du côté des yeux les plus graves complications.

---

(1). C'est la formule de la *Maternité de Nancy*, un peu plus faible que l'ancienne formule de Crédé, adoptée par *l'Académie de Médecine*, qui est de $\frac{1}{50}$ ou $\frac{0^{gr},30}{15}$; avec cette solution plus faible, on évitera les *conjonctivites médicamenteuses*, dues à l'irritation de l'œil qui peuvent se produire par suite de l'emploi de la solution forte au cinquantième.

(2) Voir la note précédente.

Telle est également la manière de voir de la commission de l'Académie de médecine, qui, dans son rapport de 1909, s'exprime ainsi : « **Nous sommes d'avis de limiter à la prophylaxie de l'ophtalmie des nouveau-nés l'autorisation que nous proposons d'accorder aux sages-femmes de se servir d'une solution de nitrate d'argent au cinquantième** (1), **elles ne devraient, en aucun cas, faire usage de cette solution dans un but curatif de cette ophtalmie. En cas d'ophtalmie déclarée, c'est-à-dire de sécrétion conjonctivale manifeste, l'enfant devra être présenté au médecin, dans le plus bref délai, la précocité du traitement constituant une des conditions principales du succès thérapeutique.** »

D'ailleurs le traitement curatif de l'ophtalmie des nouveau-nés est tout autre que le traitement préventif. Il consiste en de grandes irrigations de l'œil avec un bock muni du simple tube en caoutchouc sans canule, contenant une solution de permanganate de potasse au 1/5.000e (20 centigrammes par litre), irrigations pratiquées, deux ou trois fois par jour, sous la surveillance du médecin.

---

(1) Voir la note de la page précédente.

Recommandations du médecin départemental des épidémies

A) **Nécessité de protéger les accouchées contre les infections puerpérales.** — En raison de la fréquence des cas d'**infections puerpérales**, dans notre département, il devient d'un intérêt de tout premier ordre de protéger les femmes qui deviennent mères contre le danger de ces infections.

Les sages-femmes, comme les accoucheurs, doivent, dans l'exercice de leur profession, ne jamais s'écarter des règles de l'asepsie et de l'antisepsie obstétricales.

Cette propreté doit être chez elles une **qualité acquise avec le diplôme.**

Elles doivent la conserver intacte; la propreté doit devenir, pour elles, comme une habitude, comme une seconde nature.

De même que le chirurgien malpropre a définitivement disparu, de même la sage-femme malpropre doit disparaître.

Les jeunes sages-femmes sortent de la Maternité avec tout un bagage de bonnes résolutions.

Par la suite, se heurtant à des difficultés de toutes sortes, à l'indifférence, à l'ignorance, à la résistance des familles, un certain nombre d'entre elles oublient leurs bonnes résolutions, négligent les préceptes qui leur ont été enseignés, et, **sans être absolument malpropres, cessent d'être antiseptiques.**

Quelques-unes **sont devenues réellement malpropres et ne savent plus se laver les mains.**

L'antisepsie seule met la femme en couches à l'abri des accidents fébriles dus aux germes infectieux venus du dehors, accidents souvent légers, parfois très graves et susceptibles d'entraîner la mort.

La connaissance de la gravité possible de ces accidents, improprement appelés « **fièvre de lait** », quand ils sont bénins, « **fièvre puerpérale** », quand ils sont sérieux, tiendra les sages-femmes vraiment dignes de ce nom toujours en éveil, toujours prêtes à dépister ces accidents à leur début.

Même après avoir pris toutes les précautions et avoir mis en usage toutes les règles de l'antisepsie obstétricale, elles ne croiront pas leur tâche terminée et, **le thermomètre en main, elles guetteront la moindre élévation de température,** tandis que, par l'odorat, la vue et l'examen des liquides de lavage, elles constateront les moindres modifications de la sécrétion lochiale.

Ces instructions ne peuvent qu'être accueillies avec intérêt par les sages-femmes réellement antiseptiques; elles donneront à réfléchir aux autres, en les instruisant.

B) **Responsabilité des sages-femmes.** — L'administration, qui est chargée de veiller sur la santé publique, a été souvent émue de voir des femmes en couches rapidement enlevées, en pleine santé, en pleine jeunesse, par **l'infection puerpérale.**

Conformément au vœu de la Société de médecine de Nancy, dans sa séance du 13 mai 1908, après une discussion à laquelle prirent part M. Herrgott, professeur de clinique obstétricale, et MM. Remy, Schuhl et Fruhinsholz, agrégés d'accouchements, M. le préfet de Meurthe-et-Moselle a décidé que son administration ne prendrait de mesures contre les sages-femmes qui auraient eu un cas d'infection puerpérale dans leur clientèle, qu'après enquête d'un médecin spécialement désigné à cet effet.

M. le préfet s'en rapportera au médecin appelé à soigner la femme infectée ou bien chargera de l'enquête le **médecin des épidémies,** dont le rôle sera de s'entendre avec le médecin traitant et la sage-femme, afin de s'éclairer des renseignements qui lui seront fournis par ces derniers. Pour faciliter la tâche du médecin traitant, **un questionnaire imprimé** qu'il devra remplir lui sera adressé par le médecin des épidémies.

Si la sage-femme seule a donné des soins à l'accouchée, le médecin des épidémies convoquera cette dernière et lui demandera des explications.

Il donnera ses instructions à la sage-femme et veillera à ce qu'elle s'y conforme exactement.

On sait que **la sage-femme la plus antiseptique, la plus soigneuse,** peut avoir dans sa clientèle un cas d'infection puerpérale, **et n'en être nullement cause.**

Dans ce cas, l'enquête l'innocentera facilement, en montrant que les conditions du milieu extérieur et intérieur de l'accouchée ont joué le rôle principal dans la production de ces accidents fébriles puerpéraux.

Toutefois, cette sage-femme devra **se consacrer exclusivement aux soins de l'accouchée infectée,** ou, si elle **s'en**

éloigne, elle ne pourra donner ses soins à d'autres femmes qu'après s'être complètement désinfectée.

C) **Sanctions contre les sages-femmes.** — Le diplôme confère aux sages-femmes le droit de libre exercice de leur profession, avec la seule restriction qu'elles ne doivent pas se servir d'instruments pour hâter les accouchements difficiles, mais faire appel au médecin, et qu'elles ne doivent pas faire d'exercice illégal de la médecine.

Les sages-femmes peuvent être condamnées pour fautes professionnelles, comme les médecins et les chirurgiens.

Les articles 319 et 320 du Code pénal prévoient des poursuites contre les sages-femmes qui auraient, *par maladresse, imprudence, inattention, négligence ou inobservation des règlements, commis involontairement un homicide ou en auraient été involontairement la cause*, ou qui, *par défaut d'adresse ou de précautions, auraient occasionné des blessures.*

L'article 1382 du Code civil déclare les sages-femmes civilement responsables et tenues de réparer le dommage qui résulterait de leur faute.

C'est ainsi que les accidents puerpéraux infectieux qui seraient imputables à la sage-femme peuvent donner lieu à l'application des sanctions pénales ou à des réparations civiles, en vertu des dispositions ci-dessus rappelées :

1° Soit que la sage-femme ait apporté les germes à l'accouchée;

2° Soit qu'elle n'ait pas pris les mesures de rigoureuse propreté et d'antisepsie, pour éloigner les germes de l'accouchée;

3° Soit enfin qu'elle ait, par son impéritie ou sa négligence, laissé aux germes infectieux tout le temps de se développer dans le sang de l'accouchée et se soit entêtée, en présence de symptômes fébriles graves, à ne pas appeler à son aide un médecin.

La suspension temporaire ou l'incapacité absolue de l'exercice de leur profession peut être prononcée contre les sages-femmes par les cours et tribunaux, accessoirement à la peine principale, conformément à l'article 25 de la loi du 30 novembre 1892.

Les sages-femmes pourront être, en dehors de toute poursuite, priées, par le médecin traitant l'accouchée infectée ou par le médecin des épidémies chargé de l'enquête, de **s'abstenir de tout contact avec des femmes enceintes et en couches, pendant le temps nécessaire à l'accomplissement des pres-**

criptions hygiéniques, en particulier des mesures de désinfection auxquelles elles doivent se soumettre (1).

D) Soins à prendre par une sage-femme qui a eu un cas d'infection puerpérale dans sa clientèle. — La sage-femme qui cessera de donner ses soins à une femme atteinte d'infection puerpérale devra, avant de voir d'autres femmes enceintes ou accouchées, se soumettre aux mesures suivantes :

1° Elle prendra un grand bain savonneux et y procédera à une toilette minutieuse de tout son corps, tout particulièrement des mains et des ongles ; pour plus de sûreté, les mains et les ongles seront soumis à un large badigeonnage à la teinture d'iode fraîchement préparée, celle-ci étant actuellement l'antiseptique le plus facile à manier, le moins dangereux et le plus puissant ;

2° En sortant du bain, elle mettra du linge et des effets de toile lessivés, ainsi que des vêtements qui n'ont pas été exposés à la contamination ;

3° Le linge et les vêtements de toile ou de coton blanc dont elle était revêtue le jour de l'accouchement et les jours suivants seront lessivés ; quant aux vêtements de laine ou de couleur, ils seront enfermés dans un sac imperméable fourni par le **chef du poste de désinfection** et envoyés à ce dernier pour être désinfectés ;

4° Ses instruments, ainsi que les objets dont elle se sert pendant les accouchements, seront stérilisés, comme il a été dit page 14 ;

5° Si le médecin chargé de l'enquête le juge nécessaire, en particulier s'il a des raisons de croire que **l'appartement de la sage-femme est contaminé,** ce dernier sera désinfecté par les soins du service départemental.

---

(1) *Un médecin* qui vient de soigner une affection contagieuse, une infection puerpérale, d'ouvrir un abcès, de faire une autopsie, de toucher un cancer ulcéré, *peut-il sans inconvénient assister une accouchée ?*

Quelques auteurs ont jugé nécessaire d'imposer une véritable quarantaine (Winckel, 15 jours ; Zweifel, 8 jours ; Schrœder, 2 jours).

Mais, en général, on pense *aujourd'hui* qu'il suffit à un médecin de changer complètement de linge et de vêtements, de prendre un grand bain ou de se faire une lotion antiseptique de tout le corps, de procéder à un lavage minutieux des mains (savon avec brosse, solution de sublimé, alcool et éther) ou mieux à leur badigeonnage avec la teinture d'iode (antiseptique puissant, sans danger et facile à manier), afin de pouvoir, sans risque, pour une parturiente ou une accouchée, continuer la pratique de son art. — Ses vêtements contaminés devront être passés à l'étuve ou soumis à des vapeurs antiseptiques formolées. — Son linge contaminé sera immédiatement lessivé.

Nancy, Imp. Berger-Levrault. — 4/925-17.

www.ingramcontent.com/pod-product-compliance
Ingram Content Group UK Ltd.
Pitfield, Milton Keynes, MK11 3LW, UK
UKHW022207190726
13855UKWH00004B/1658

9 782013 463768